Dr V. GUINKOFF

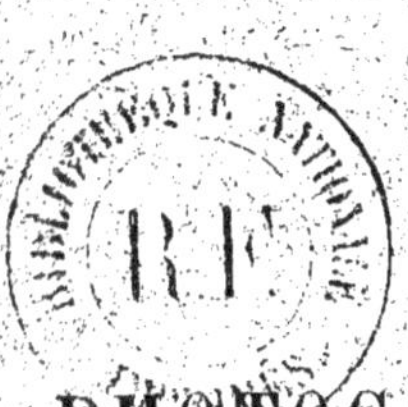

LA PHOTOGRAPHIE DE LA RÉTINE

Montp. — Typ. Charles Boehm.
10, Rue d'Alger, 10

LA

PHOTOGRAPHIE DE LA RÉTINE

PAR

Vassile GUINKOFF

DOCTEUR EN MÉDECINE

MONTPELLIER

TYPOGRAPHIE ET LITHOGRAPHIE CHARLES BOEHM

Éditeur du Nouveau Montpellier Médical

1897

A LA MÉMOIRE DE MA MÈRE

A MON PÈRE ET A MA TANTE

A MA SŒUR STEPHANKA

V. GUINKOFF.

A MES FRÈRES DIMITRE ET IVAN

A MON ONCLE ET A MA TANTE K. POPOFF

A MES PARENTS

V. GUINKOFF.

A MON PRÉSIDENT DE THÈSE

Monsieur le Professeur TRUC

V. Guinkoff.

A Monsieur le Professeur DUCAMP

A MES AMIS MESSIEURS LES DOCTEURS

G. DAMIANOFF ET St. SIROMAHOFF

A TOUS MES AMIS

V. GUINKOFF.

LA

PHOTOGRAPHIE DE LA RÉTINE

INTRODUCTION

Pouvoir prendre l'image de la rétine au moyen de la photographie serait incontestablement d'une grande utilité pour la clinique. Et, en effet, si l'ophtalmoscope permet à quelques-uns de se rendre compte des faits que présente la rétine, la photographie seule peut les rendre visibles pour tous; sans compter les avantages qu'offre à l'observation la fidélité de l'image photographique.

Dès le mois de novembre 1894, nous nous sommes appliqué à l'étude de cette question. Bien qu'à cette époque nos connaissances du sujet fussent insuffisantes, nous savions cependant qu'elle n'était pas encore résolue ou plutôt que nos prédécesseurs n'avaient pas encore obtenu des résultats satisfaisants.

Nous exposons au cours de cette étude divers procédés, avec les résultats obtenus, en en signalant les imperfections et en montrant les obstacles qui n'ont pu être surmontés, tant au point de vue de l'éclairage qu'au point de vue de l'exécution.

Qu'il nous soit permis, dès le début, de faire observer que nous n'avons pu apporter à notre procédé tous les perfectionnements qu'il comporte. Car, pour résoudre de pareilles questions, il est nécessaire de disposer d'un laboratoire, ou tout au moins, de certains appareils optiques les plus indispensables. Et, tout en rendant hommage à l'extrême obligeance de nos maîtres, nous avons été forcé de nous servir seulement de quelques lentilles, que nous avons fait servir à tout.

C'est une des principales difficultés qui ont retardé la construction de notre appareil, qui nous ont obligé de n'avoir recours aux expériences qu'alors que l'appareil était déjà construit théoriquement, c'est-à-dire au moment où nous devions en réaliser le principe.

Un mot maintenant sur le principe lui-même.

Il est évident que, si la rétine est éclairée, sa photographie est très facile à faire; il suffit, pour cela, de mettre une plaque photographique au *punctum remotum* de l'œil. Mais il faut aussi que la source lumineuse employée ne s'oppose pas à la projection sur la plaque sensible de la portion éclairée de la rétine.

A l'aide de l'ophtalmoscope, on peut bien éclairer la rétine, mais il est impossible de la photographier, car l'appareil fait obstacle à l'entrée des rayons qui doivent impressionner la plaque photographique. C'est cet obstacle qu'il faut écarter, et on ne peut le faire qu'en imaginant un autre mode d'éclairage.

Employant, comme nous le faisons, la lumière solaire ou électrique, nous n'avons pas à nous préoccuper de la question d'intensité; car ces sources lumineuses sont assez et même trop fortes. Notre but était de parvenir à éclairer la plus grande portion possible de la rétine à photographier

Nos recherches nous ont amené aux conclusions suivantes:

1° — Pour que, d'un côté, le champ d'observation soit aussi grand que possible, et pour que, d'un autre côté, nous ne soyons pas obligé d'employer une lumière trop forte, pouvant causer quelque désordre dans l'œil, il fallait que la photographie de la rétine se fasse à image droite.

2° — La photographie à image droite est préférable, car, dans ce cas, on n'a qu'un seul reflet à éviter, celui de la cornée, tandis que dans la photographie à image renversée, on a en outre à éviter les reflets de la lentille employée.

3° — La photographie doit être instantanée ou à peu près, parce que l'œil, organe très sensible à la lumière, si peu intense qu'elle soit, ne peut supporter longtemps son influence.

Durant le cours de nos recherches, nous nous sommes attaché à ces trois conditions, et notre but a été de construire un appareil qui les réalisât.

Nous avons tout d'abord construit notre appareil en carton, et nous l'avons expérimenté sur un œil de chat. Dès la première pose, l'appareil étant mis au point, nous avons vu l'image de la rétine projetée sur le verre dépoli. Ce fait a suffi à nous convaincre que le principe de notre appareil était non seulement vrai, mais encore réalisable. La même expérience, répétée sur un œil humain, a donné le même résultat, c'est-à-dire qu'une grande portion de la rétine était visible sur le verre dépoli.

Il nous restait à nous procurer un appareil photographique. Nous avons acheté une chambre obscure, fait subir à l'objectif les modifications nécessaires, et, à l'aide de notre moyen d'éclairage, nous avons photographié notre propre rétine. Les résultats de cette expérience furent satisfaisants.

Restait à perfectionner l'appareil, afin d'apporter à l'exécution toute la célérité et la commodité possibles. Mais le peu de temps dont nous disposons, nous oblige de le présenter dans sa forme primitive.

Aussi bien dans ce travail, n'avons-nous pas la prétention de présenter un appareil mais un procédé.

Nous voulons exposer la méthode que nous employons et en conclure qu'avec un appareil perfectionné, construit selon notre principe, la photographie de la rétine est un fait accompli. C'est pourquoi, d'ores et déjà, il nous semble que rien ne nous empêche de dire que nous avons atteint notre but.

Les épreuves que nous présentons suffisent à prouver aussi, malgré l'imperfection de l'appareil, que la question est définitivement résolue.

Puisque notre travail est intitulé « *la photographie de la rétine* », nous ne pouvons pas nous borner seulement à exposer le principe de l'appareil, sa composition, le mode d'emploi et le procédé que nous employons pour éclairer la rétine ; il est nécessaire de nous arrêter, quoique brièvement, sur le rôle du système dioptrique oculaire, l'historique de cette question, et sur les divers procédés que nous avons essayé d'appliquer à la photographie de la rétine.

Qu'il nous soit permis de faire appel à l'indulgence de la Faculté pour le côté matériel de notre travail, que notre défaut de connaissance de la langue française nous empêche de présenter aussi parfait que nous le voudrions.

Nous sommes heureux, en terminant, de présenter nos remerciments et nos sentiments de profonde reconnaissance à M. le professeur Truc, qui a bien voulu accepter la présidence de notre thèse et à M. le professeur Imbert, pour l'appui et les précieux conseils qu'ils n'ont cessé de nous donner.

Nous remercions aussi M. le docteur Bertin-Sans, chef des travaux pratiques de Physique de la Faculté de médecine de Montpellier, qui a bien voulu constamment nous aider de ses conseils éclairés.

CHAPITRE PREMIER

Historique.

L'histoire de la photographie du fond de l'œil ne remonte pas bien haut. Elle ne date que de 1862, époque après laquelle plusieurs auteurs s'en sont occupés. C'est dans les publications périodiques françaises et étrangères que nous avons recherché les travaux relatifs à la question que nous nous sommes posée, et notamment dans les *Archives d'ophtalmologie* de 1893, où M. Guilloz donne un historique auquel nous avons beaucoup emprunté.

Noyes[1], de New-York, le premier, à l'aide d'un appareil, a obtenu des photographies représentant très imparfaitement le fond de l'œil. Il a signalé au Congrès de Copenhague, tenu en 1884, que les reflets de la cornée et l'impossibilité de tenir l'œil immobile sont les causes de son découragement. A la même époque, 1862, Sinclair de Toronto (Canada) a essayé de photographier la rétine, mais il a abandonné ces expériences pour les mêmes motifs.

Deux ans plus tard, 1864, Roserbrugh[2] a réalisé un appareil composé de deux tubes qui se croisent à angle droit et à l'intersection desquels il a mis une lame de verre inclinée à 45° sur l'axe des deux tubes. L'éclairage se faisait par la lumière solaire, condensée par un verre convexe de 15 dioptries mis dans l'un des

[1] C. R. sect. d'ophtalmologie du Congrès Copenhague, 1884.

[2] Roserbrugh ; On a new instrument for photographing the fundus oculi. — Ameriqu. Journ. of ophthalm. N.-Y., 1864.

tubes. Les rayons solaires, réfléchis par la lame de verre tombent dans l'œil observé, appliqué contre l'autre tube. Devant l'œil, ainsi éclairé, se trouvent deux lentilles de 8 dioptries, dont l'une est très près de la lame de verre et l'autre à 40 centim. de distance de la première. Les deux lentilles agissent comme objectif : la première fournit l'image renversée, la seconde donne une image réelle et renversée de la première image. Donc, sur le verre dépoli, mis à l'extrémité du tube, se formera l'image droite de la rétine. Mais ici encore, l'auteur se plaint des reflets de la cornée, et ses résultats sont loin de la réalisation du but qu'il se proposait d'atteindre.

Nous savons que Jeffries [1] et Wadsworth [2] ont travaillé sur la photographie de la rétine, mais le manque de détails précis nous empêche de nous arrêter sur leurs résultats, n'ayant pas leurs travaux à notre disposition.

Liebreich [3] a ajouté à l'objectif d'un appareil photographique un miroir concave à distance focale très courte. Au centre de ce miroir se trouve une ouverture de 11 millim. de diamètre, qui laisse passer les rayons de retour d'une lumière réfléchie au moyen de laquelle il éclaire l'œil. L'image qu'il a obtenue sur le verre dépoli est une image renversée, mais peu nette, par suite des reflets cornéens qui paraissent avoir été très intenses.

Dor [4], de Lyon, a présenté au Congrès de Copenhague, en 1884, huit photographies du fond de l'œil dont quatre ont été obtenues avec l'œil artificiel de Perrin, deux avec celui du chat chloroformé et deux avec celui du lapin. Il a pris ces photographies avec un appareil qui représente une chambre cubique et noircie. Cette chambre, véritable caisse, est munie d'une glace de verre inclinée à 45° qui renvoie la lumière, venue d'un photophore de Trouvé, à l'œil, appuyé contre une ouverture de la dite caisse. En face de

[1] Jeffries ; Tr. Am. ophth. soc. 6 sess. N.-Y., 1869, 67-71.
[2] Wadsworth ; Tr. Am. ophth. soc. N.-Y., 1880 ü 174.
[3] Wecker et Landolt ; Traité d'ophtalmologie, tom. 1, pag. 857.
[4] Compte rendu du Congrès d'ophtalmologie de Copenhague, 1884.

cette ouverture, dans la paroi opposée, se trouve le verre dépoli qui occupe l'extrémité de deux tubes glissant l'un dans l'autre. L'image renversée, reçue sur le verre dépoli, est fournie par une lentille mise au devant des deux tubes. Ces photographies, bien qu'elles aient été très imparfaites, furent les premières épreuves à peu près satisfaisantes.

Jakman et Webster [1], à l'aide de l'ophtalmoscope électrique de Juller, ont photographié le fond de l'œil. Ils ont remplacé par un appareil photographique l'œil que l'observateur place derrière l'ouverture centrale de l'ophtalmoscope dans les observations ordinaires. L'appareil dont ils se servaient était très petit et ne pesait que 70 gram. C'est cette légèreté qui leur permettait d'adapter l'appareil, au moyen d'un bandeau élastique, sur la tête de la personne dont on examinait l'œil. Les rayons venus d'une source lumineuse mise sur le côté et un peu en arrière de l'œil à photographier tombaient sur un miroir ophtalmoscopique incliné à 45°. Ce miroir, placé devant un objectif microscopique de Ross, de 2 pouces, était disposé de telle façon que son ouverture se trouvait exactement en face du centre de l'objectif. L'éclairage à l'albo-carbon, que les auteurs avaient employé, exigeait une pose de deux minutes et demie. La plus grande difficulté à surmonter était constituée par la presque impossibilité à obtenir une immobilité parfaite de l'œil observé pendant toute la durée de l'exposition. Leurs épreuves ont été imparfaites, et les reflets cornéens, très intenses, cachaient une partie de l'image, déjà fort petite.

Panel [2], dans sa thèse, soutenue à Paris, 1887, sur la photographie de la rétine, nous a présenté un appareil qui n'est autre chose que la lame de verre inclinée d'Helmholtz. Il a remplacé l'œil observateur par un objectif photographique.

[1] R. Kœhler; Les applications de la photographie aux sciences naturelles, pag. 184.

[2] Panel; Thèse Paris. 1887.

Bien que son espoir fût très grand, à tel point qu'il émet l'idée que tout médecin peut se servir de son appareil, le résultat a été nul. Nul, disons-nous, parce qu'il paraît qu'il n'a jamais obtenu de photographies.

Cohn [1], trouvant que la mobilité de l'œil joue un grand rôle, si bien que le temps que l'on met à remplacer le verre dépoli par un châssis suffit pour que l'œil se déplace, a proposé un appareil muni d'une chambre photographique à rhomboèdre. Cette chambre à rhomboèdre est constituée par deux chambres jumelles, devant lesquelles se trouvent deux rhomboèdres identiques placés derrière le centre de l'objectif. Tout cela était la réalisation du principe de l'ophtalmoscope binoculaire de Giraud-Teulon. Ainsi la lumière divisée par les rhomboèdres et après une double réflexion est renvoyée dans les deux chambres jumelles. L'observateur, en suivant l'œil observé sur le verre dépoli de l'une des chambres, ce qui lui permet encore de faire la mise au point, agit au moment propice sur l'obturateur de l'autre chambre qui a une plaque sensible mise à découvert. Donc, le temps perdu est rattrapé, la mobilité de l'œil un peu évitée ; mais les reflets de la cornée et l'absorption de la lumière par les milieux réfringents, dont l'auteur se plaint, persistaient encore.

Ce sont encore les reflets cornéens et la couleur rouge de la rétine qui ont été invoqués par *Hope* (de Pétersbourg) comme difficultés au 7e congrès d'ophtalmologie en 1888. Les quelques photographies qu'il a présentées au congrès ne furent pas satisfaisantes.

Galezowski, comme Cohn, a rencontré ses plus grandes difficultés dans les mouvements de l'œil et, comme tous les autres, dans les reflets cornéens.

Bagnéris [2] a publié à la société des sciences de Nancy, en 1889, quelques photographies faites sur l'œil artificiel de Perrin. Ayant

[1] Cohn ; Centralblatt für praktische Augenheilkunde, 1888.

[2] Bagnéris : Soc. des Sciences de Nancy, 1889.

travaillé dans le laboratoire de physique de la Faculté de médecine de Nancy, il a été amené à s'occuper de la question. Il éclaire l'œil par un prisme équilatéral, placé près de l'œil observé, de telle façon qu'une portion de la pupille reste libre et donne passage aux rayons de retour de la rétine. Les rayons venus d'une lampe à gaz et réunis par une lentille de 6 d., tombent sur le prisme : réfractés par la première face qu'ils rencontrent, réfléchis par la seconde, ils sortent normaux à la troisième, se réunissant vers la cornée et vont éclairer la rétine. Les rayons de retour se dirigent vers l'objectif qui est placé à 45 centim. devant l'œil observé. L'image qu'on reçoit est une image droite.

Fick (de Zurich [1]) a montré que les reflets cornéens pouvaient être écartés par l'emploi d'un verre de contact, placé devant l'œil observé. Une fois les reflets évités, l'image gagnera comme champ et sera moins grossie — deux avantages, d'après Fick, qui permettront d'obtenir des photographies de la rétine suffisamment nettes. Nous espérons que les difficultés que Fick a montrées au congres de 1891. nous les avons évitées. Fick a montré encore que la photographie de l'image droite sera préférable à celle faite sur l'image renversée, et l'emploi de la lumière du magnésium comme éclairage de la rétine est fort difficile, parce que le fond de l'œil renvoie surtout les rayons rouges qui n'ont pas donné de bons résultats sur les plaques sensibles aux mêmes rayons.

Gerloff [2] a imaginé un dispositif, en 1891, qui, en somme, d'après les analyses des journaux d'ophtalmologie, donna le premier résultat. C'est le meilleur de tous ceux que l'on a obtenus jusque-là. Cette photographie du fond de l'œil humain a été présentée par Dubois Reymond dans la séance du 17 octobre 1891, de la société physiologique de Berlin. Un mois plus tard, Gerloff a publié son procédé de la photographie du fond de l'œil, accompa-

[1] Congrès d'Heidelberg, 1891.

[2] Gerloff; Klin. Monatsbl. f. Angenheikunde, décembre 1891.

gné de la dite photographie. Pour arriver à atténuer le reflet cornéen, il a recouvert l'œil à photographier d'une cuve à eau. Elle était fixée devant l'orbite par des liens de caoutchouc, passés autour de la tête. La face antérieure de cette cuve à eau était formée par une plaque de verre à faces bien parallèles. Elle était remplie d'une solution d'eau et de chlorure de sodium. Cette dernière jouait le même rôle que dans les expériences de Fick le verre de contact plan, et avait pour but d'éliminer l'influence de la cornée. L'éclairage, dans cet appareil, se fait par une lampe à zircone ou par une lampe à magnésium Ney, mise à gauche de l'observateur. Les rayons, réfléchis par un réflecteur laryngoscopique, placé devant l'objectif d'une chambre à photographie ordinaire, se dirigent vers l'œil du sujet. On fixe la tête du sujet soit par un support, soit en le faisant mordre dans un gâteau de cire ramolli par la chaleur. Pour éviter un reflet sur la face antérieure de la cuve à eau, on place la tête du sujet légèrement de profil. Le réglage se fait par une bougie placée au loin. L'œil à photographier suit les déplacements de la bougie jusqu'à ce que sa pupille apparaisse au milieu du champ ophtalmoscopique. Dans sa conclusion, Gerloff déclare que le procédé est pénible et incertain, et lui seul n'affirme pas que son procédé est le meilleur, ni qu'il doive résoudre définitivement la question de la photographie de la rétine. Quoique les résultats acquis eussent été assez stisfaisants, le procédé n'était pas commode et voici pourquoi : le sujet soumis pendant dix minutes à l'action de la lumière de zircone ne pouvait plus distinguer la flamme d'une lampe mise dans une chambre obscure, même à deux mètres de distance. Son œil revenait à la normale au bout de deux heures seulement. Les photographies, malgré leur petitesse, n'étaient pas encore assez nettes et la fixation du sujet et les reflets cornéens n'étaient pas toujours réussis.

Nous arrivons au procédé de M. Guilloz [1], qui a communiqué

[1] Th. Guilloz ; Archives d'ophtalmologie de 1893, pag. 465.

dans les *Archives d'ophtalmologie* de 1893, un dispositif pour la photographie du fond de l'œil ; une loupe, une lampe et un appareil photographique, voilà les objets indispensables qui le constituent. Donc, le principe de sa méthode n'est autre que la réalisation de l'ophtalmoscope dans lequel l'œil observateur est remplacé par un appareil photographique. *L'observation se fait ainsi sur l'image renversée, et c'est cette image que l'auteur prend pour l'objet à photographier.* La loupe est une lentille de 15 à 20 d. L'éclairage se fait par une lampe à gaz dont le verre est remplacé par une cheminée de tôle, percée de deux ouvertures dont les axes sont perpendiculaires. Un rebord cylindrique est adapté à chacune des ouvertures. Dans l'un glisse un cylindre muni d'une lentille de 18 d et dans l'autre un petit instrument que l'auteur appelle pistolet à magnésium. C'est celui-ci qui projette automatiquement le mélange d'une partie de chlorate de potasse et de deux parties de magnésium en poudre dans la flamme au moment voulu.

Dans ce cas, l'instantanéité n'est plus dans l'appareil mais dans la lumière.

La lentille est protégée contre la flamme par une plaque de verre plane qu'on doit nettoyer après chaque éclair magnésique. Son appareil photographique présente une caisse, annexée à une chambre photographique dont la paroi supérieure est munie d'un verre dépoli, tandis que sa partie postérieure constitue la chambre à châssis. Un miroir étamé divise l'angle formé par le verre dépoli et la plaque sensible du châssis, et joue le rôle d'obturateur empêchant les rayons lumineux de tomber sur la plaque sensible. Les rayons réfléchis par le miroir forment l'image droite sur le verre dépoli, parce qu'elle est doublement renversée : une première fois par la lentille servant à l'examen, une seconde fois par l'objectif. Dès que tout cela est réglé, on relève le miroir, mobile autour d'un axe horizontal, et l'image se forme sur la plaque sensible, après avoir fait partir le pistolet qui projette le magnésium sur la flamme. Il dilate la pupille au moyen d'un collyre mélangé de chlorhydrate

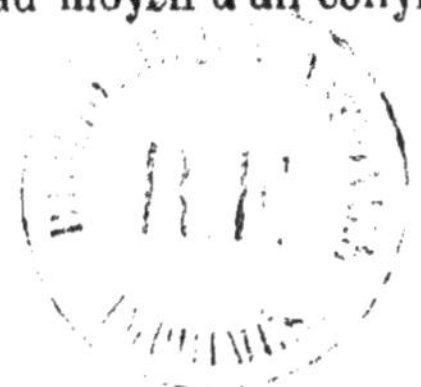

de cocaïne à 1/50 et de chlorhydrate d'homatropine à 1 %. Pour photographier la région de la papille, il dirige le regard du sujet, comme dans l'examen ophtalmoscopique à image renversée — ce qui n'arrive pas quand on photographie à image droite.

Les résultats auxquels M. Guilloz est arrivé ne sont pas encore assez satisfaisants, parce que les reflets cornéens et ceux de la lentille ne sont pas évités. Les quatre épreuves qu'il a présentées avec sa note de 1893, sont masquées par les reflets cornéens et lenticulaires, et lui seul dans sa communication dit[1] :

« Les reflets photographiques se distinguent facilement, ceux dus à la lentille par leur forme circulaire, ceux dus à la cornée par leur situation périphérique et leur forme de croissant ».

Il a essayé d'écarter les reflets lenticulaires ou de les rejeter à la périphérie de l'image par une obliquité de la loupe ; mais cette obliquité lui a donné une image astigmate en lui modifiant dans le même temps la forme de l'image rétinienne. Donc, les reflets lenticulaires, plus ou moins éloignés du centre, persistent presque dans toutes les photographies présentées par M. Guilloz. Et même, les reflets cornéens que l'auteur a cherché à éviter par tous les moyens, n'ont pas été écartés.

Dans sa note[2] à l'Académie des Sciences de l'année dernière, M. Guilloz, en parlant de la disparition des reflets, dit :

« Un perfectionnement restait à apporter : la disparition de ces reflets, qui cependant ne sauraient être confondus avec une lésion du fond de l'œil. J'y suis arrivé après plusieurs tentatives, grâce à un procédé nouveau d'éclairage, que j'ai décrit à la Société de Biologie[3], en même temps que je présentais les premiers résultats obtenus ».

Mais voyons maintenant quel est son procédé nouveau d'éclai-

[1] Archives d'ophtalmologie de 1893, pag. 480.

[2] Comptes rendus de l'Acad. des Sciences, 26 mai 1896.

[3] Guilloz ; Société de Biologie, 6 avril 1895.

rage et quels sont les résultats que l'auteur a présentés à la dite Société.

Ce procédé nouveau d'éclairage consiste à réaliser une disposition du système éclairant telle que les rayons lumineux, après avoir été condensés par une lentille, soient réfléchis par un miroir de telle façon que leur pointe de convergence soit dans l'œil observé. Dans cette communication, l'auteur, après avoir parlé sur le rejet des reflets cornéens à la périphérie et même, comme il dit, en dehors du champ d'observation en déplaçant latéralement la loupe ou en se déplaçant lui-même, conclut :

« Je dois dire, en terminant, que *si ce procédé résout une difficulté, celle de supprimer les reflets sur les photographies, il ne me semble pas dès maintenant devoir remplacer la méthode plus commode que j'ai précédemment décrite* ».

Ainsi donc, le perfectionnement qui restait à apporter par M. Guilloz ne lui a pas permis d'obtenir de meilleurs résultats.

Les seize épreuves qu'il a présentées à l'Académie des Sciences représentent l'image renversée avec les reflets de la lentille et ceux de la cornée.

Nous ne pouvons encore comprendre comment la lumière magnésique employée, par M. Guilloz, comme éclairage de la rétine, n'est d'aucun danger sur l'œil soumis à l'expérience. On sait très bien que l'éclair magnésique est dangereux, et M. Guilloz lui-même, en terminant sa note sur l'éclair magnésique, semble le dire [1] :

« Ainsi donc, en me basant sur le petit nombre de mes expériences, je crois que, *si un malade peut supporter sans danger la vue d'un éclair magnésique*, on peut sans crainte, soumettre son œil à la photographie ».

Tout cela dit, M. Guilloz, comme tous les autres qui se sont occupés de la photographie du fond de l'œil, n'a pas évité les

[1] Archives d'ophtalmologie de 1893, pag. 480.

reflets et il avait d'autant moins raison d'écrire dans sa note [1], parue à la suite de notre communication [2] à l'Académie des Sciences :

« La note de M. Guinkoff m'engage à signaler à l'Académie le procédé que j'ai donné en 1893, et qui m'a permis le premier, je crois, de résoudre la question dans les conditions applicables à la Clinique...», parce qu'il n'est pas le premier qui se soit posé la question de la photographie de la rétine, ni le premier qui ait obtenu des épreuves photographiques.

[1] Th. Guilloz ; Sur la photographie de la rétine, *loc. cit.*

[2] V. Guinkoff ; Sur un procédé de la photographie de la rétine. Comptes rendus de l'Académie des Sciences du 4 mai 1896.

CHAPITRE II

Rôle du Système dioptrique oculaire.

L'œil se compose de quatre milieux réfringents : la cornée, l'humeur aqueuse, le cristallin et le corps vitré. Mais on peut assimiler la cornée à une simple surface qui sépare l'humeur aqueuse de l'air.

« La réfraction des rayons lumineux par la cornée est à peu près la même que si l'humeur aqueuse allait jusqu'à la surface antérieure de la cornée ; c'est parce qu'on peut, à chaque surface réfringente, accoler, sans modifier la réfraction, une couche infiniment mince d'un pouvoir réfringent quelconque et présentant la même courbure sur ses deux faces. Qu'on se figure donc une couche infiniment mince d'humeur aqueuse répandue au devant de la cornée — et d'ailleurs il s'y trouve en réalité une couche de ce genre, formée par les larmes qui humectent la cornée — nous pouvons alors considérer la cornée comme une lentille, en forme de verre de montre, entourée des deux côtés par un même milieu, l'humeur aqueuse.

Une semblable lentille possède une distance focale très grande ou infinie, c'est-à-dire qu'elle ne dévie pas sensiblement les rayons lumineux.

En réalité, d'après l'équation :

$$F_1 = F_2 = \frac{n'.n''.r_1.r_2}{(n''-n')[n''(r_2-r_1)+(n''-n').d]}$$

dans laquelle n' désigne l'indice de réfraction de l'humeur aqueuse, n'' l'indice de réfraction de la cornée, d son épaisseur, r_1 le rayon de courbure de sa surface antérieure et r_2 celui de la surface postérieure ; en remplaçant les valeurs pour $r' = 8$ millim., $r_2 = 7$ millim., $d = 1$ millim., $n'' = 1.3507$, $n' = 1.3420$, on trouve que la distance focale est de 8.57 mètres, grandeur que nous pouvons considérer comme infinie par rapport aux dimensions de l'œil »[1].

Il en résulte que l'œil peut être considéré comme un système dioptrique constitué par trois milieux réfringents : l'humeur aqueuse, le cristallin et le corps vitré. Mais les indices de réfraction de l'humeur aqueuse et du corps vitré sont presque égaux, de telle sorte que le système dioptrique oculaire se trouve ainsi simplifié ; au lieu de trois éléments nous n'en avons plus que deux : l'un, l'humeur aqueuse et le corps vitré constituant par leur ensemble un dioptre simple, l'autre — le cristallin, lentille biconvexe, plongée dans l'intérieur de ce dioptre.

D'autre part, on sait que les centres de courbure de la cornée et des deux faces du cristallin sont presque sur une même ligne droite, ce qui nous autorise à considérer le système dioptrique oculaire comme un *système centré*, et, comme tel, il peut être remplacé par un système de :

6 points cardinaux :

2 points principaux,
2 points nodaux,
2 points focaux ou foyers principaux,

et 4 plans :

2 plans principaux ,
2 plans focaux:

[1] Helmholtz ; Optique physiologique, traduction de Javal et Klein.

Le tableau ci-dessous, emprunté au remarquable *Traité de physique* de M. Imbert, nous donne les rayons de courbure de la cornée et des deux faces du cristallin, les indices de réfraction des milieux réfringents et les distances qui séparent les dioptres oculaires.

Eléments dioptriques mesurés directement	ACCOMMODATION POUR loin	ACCOMMODATION POUR près
	mm	mm
Rayon de courbure de la cornée	8	8
» » face antérieure du cristallin	10	6
» » » postérieure »	6	5.5
Distance de la face antérieure de la cornée à la face antérieure du cristallin	3.6	3.2
Distance de la face antérieure de la cornée » postérieure »	7.2	7.2
Epaisseur du cristallin	3.6	4
Indice de réfraction de l'humeur aqueuse et du vitré	1.3365	
Indice total du cristallin	1.4371	
Eléments dioptriques calculés.		
Distance en millim. de la face antérieure de la cornée au 1er point principal	— 1 9403	— 2.0330
au 2e point principal	— 1.3563	— 2.4919
au 1er point nodal	— 6.9570	— 6.5150
au 2e point nodal	— 7.3730	— 6.9740
au 1er foyer principal	+12.9180	+11.2410
au 2e foyer principal	22.2311	—20.2480

Les signes + et — indiquent si l'élément dioptrique se trouve en avant (+) ou en arrière (—) de la cornée.

Tout œil qui présente ces éléments dioptriques avec leurs valeurs est appelé *œil schématique.*

Mais, comme les distances des points principaux et des points nodaux entre eux sont très minimes, on peut les fusionner deux à deux et on obtiendra ainsi l'*œil réduit*, qui n'est qu'une simplification de l'œil schématique.

L'œil réduit est constitué par une seule surface réfringente, dont le sommet coïncide avec les points principaux fusionnés et le centre de courbure avec les points nodaux également fusionnés.

Donders a simplifié davantage l'œil schématique en plaçant le sommet du dioptre simple, qui constitue l'œil réduit, à 2 millim.

en arrière de la cornée de l'œil schématique ; il donne au dioptre simple un rayon de courbure de 5 millim. et prend comme indice du second milieu le nombre de 4/3, qui représente l'indice de l'eau distillée.

Les longueurs focales de l'œil réduit de Donders sont de 15 millim. pour l'antérieure, et de 20 millim. pour la postérieure ; le foyer antérieur est à 15 millim. en avant et le foyer postérieur à 22 millim. en arrière de la cornée de l'œil schématique.

La simplification de l'œil schématique ne modifie pas sensiblement les résultats.

Étant donné que le système dioptrique oculaire est un système centré, chacun des milieux réfringents qui le composent fera subir une réfraction aux rayons qui le traversent. L'ensemble de ces réfractions successives aura pour résultat définitif de rapprocher ces rayons de l'axe principal. On peut donc dire que le système dioptrique oculaire agit à la manière d'une lentille convergente et donne des images réelles et renversées des objets extérieurs.

Pour que l'œil voie un objet quelconque, il faut qu'il accommode pour la distance à laquelle se trouve l'objet ; il faut, en d'autres termes, que la rétine et l'objet soient deux foyers conjugués du système dioptrique oculaire.

Si l'accommodation est au repos, l'œil ne pourra voir que les objets qui se trouvent dans son *punctum remotum*, c'est-à-dire dans le point le plus éloigné de la vision nette ; dans ce cas les foyers conjugués sont le *remotum* et la rétine.

Mais, suivant l'état de réfraction de l'œil, le *punctum remotum* occupe différentes positions, et pour connaître ces positions, il nous faut examiner les divers états dioptriques de l'œil.

Un œil est *normal* quand son foyer postérieur correspond à la couche des cônes de la fosse centrale, ou quand il réunit sur sa rétine les rayons parallèles, l'accommodation étant au repos.

L'œil est dit *myope*, lorsqu'il réunit les rayons venant de l'infini en avant de la rétine, ou lorsque son foyer principal postérieur se trouve en avant de sa rétine, l'accommodation étant toujours au repos.

On appelle œil *hypermétrope* celui dont le foyer principal postérieur se trouve en arrière de la rétine, où il réunit les rayons parallèles, l'accommodation n'intervenant pas.

Il résulte de ce que nous venons de dire que dans l'œil normal, la rétine correspond au foyer principal postérieur ; en arrière de ce foyer, dans l'œil myope ; et entre ce foyer et les points nodaux, dans l'œil hypermétrope.

Mais nous avons vu aussi que, si l'accommodation est au repos, le *punctum remotum* de l'œil et sa rétine sont deux foyers conjugués ; donc si l'œil est normal le *remotum* est à l'infini ; s'il est myope, il est en avant de l'œil et à une distance déterminée ; et s'il est hypermétrope le *remotum* est en arrière de l'œil.

Tout cela s'applique à un œil *presbyte*, parce qu'un œil est *presbyte* lorsque son *punctum proximum* est situé au delà de la distance à laquelle se trouve l'objet à voir. La presbytie, en effet, est un état dioptrique dû à l'*anomalie de la réfraction dynamique* de l'œil, état qui peut d'ailleurs coïncider avec la myopie, l'emmétropie et l'hypermétropie ; ce qui revient à dire que le *remotum* d'un œil presbyte peut être, soit en avant de l'œil et à une distance définie, soit à l'infini, soit en arrière de l'œil.

Jusqu'ici nous avons étudié la position du *remotum* et, par conséquent, de l'objet dont l'image est située sur la rétine.

Inversement, demandons-nous où se formera l'image d'un objet qui se trouve sur la rétine ?

Comme la rétine et le *punctum remotum* sont des foyers conjugués, l'accommodation étant au repos, tout objet se trouvant sur la rétine ou la rétine elle-même, dans le cas où elle est prise comme objet, aura son image au *punctum remotum*.

Si nous avons affaire à un œil myope, la rétine se trouvant en arrière du foyer principal postérieur, le système dioptrique oculaire jouera le rôle d'une lentille. Ainsi compris, il réunira les rayons sortant de l'œil en avant de lui et à une distance plus ou moins grande, suivant que la rétine sera plus ou moins éloignée du foyer principal postérieur, c'est à-dire suivant que l'œil sera plus ou moins myope.

Si l'œil est normal et s'il n'accommode pas, sa rétine correspond au foyer postérieur de l'œil et les rayons partant de la rétine, après avoir subi la réfraction des milieux réfringents, iront, à leur sortie de l'œil, s'entrecroiser à l'infini.

Dans le cas d'œil hypermétrope, la rétine étant située entre les points nodaux et le foyer principal postérieur, le système dioptrique oculaire jouera le rôle d'une loupe et l'image de la rétine se trouvera du côté de l'objet, c'est-à-dire qu'elle sera virtuelle.

A quelle distance de l'œil s'entrecroisent les rayons qui partent de la rétine?

Chercher cette distance, c'est chercher la place du *punctum remotum*.

Mais cette place, nous l'avons établie ci-dessus dans les divers état dioptriques de l'œil ; il nous suffit donc de remplacer, dans les propositions énoncées plus haut, le *punctum remotum* par l'image de la rétine. C'est ainsi que nous arrivons à dire que l'image de la rétine est à l'infini pour l'œil normal ; devant l'œil pour la myopie, et à 100 centim., 50 centim., 10 centim. du foyer principal antérieur, suivant que le degré de myopie est de 1, 2 ou 10 dioptries; en arrière de l'œil dans le cas d'œil hypermétrope, et à 100 centim., 50 centim., 10 centim, du foyer principal antérieur, suivant que le degré d'hypermétropie est de 1, 2 ou 10 dioptries.

Mais, dans ce cas, le système dioptrique oculaire jouant le rôle d'une loupe, l'image de la rétine sera virtuelle, et pour l'avoir en avant de l'œil, il suffira de placer devant celui-ci une lentille convexe, dont le pouvoir dioptrique sera supérieur au degré d'hypermétropie de l'œil.

La nouvelle image sera renversée.

Ce que nous venons de dire s'applique tout à fait à l'œil presbyte, parce que, comme nous l'avons déjà dit, son *remotum* peut être en avant de l'œil, à l'infini ou en arrière.

Ceci s'applique aussi à un œil *astigmate régulier*, à la condition toutefois de le rendre myope, normal ou hypermétrope par des verres appropriés.

L'œil est dit *astigmate régulier* lorsque les deux méridiens *principaux* des surfaces réfringentes présentent différents états de réfraction.

Les méridiens principaux forment presque toujours un angle de 90°, l'un d'eux présente la courbure *maxima* et l'autre la courbure *minima*.

Mais, à l'aide de verres cylindriques, on peut égaliser les courbures des deux méridiens principaux et l'œil astigmate deviendra myope, normal ou hypermétrope, suivant les états de réfraction des deux méridiens et suivant les verres cylindriques qu'on emploie.

CHAPITRE III

L'éclairage de la rétine.

Une des questions qui ont rendu impossible la photographie de la rétine, c'est l'éclairage de celle-ci. Cela ne veut pas dire toutefois que les procédés manquaient, il y en avait de nombreux, malheureusement, aucun d'eux ne remplissait toutes les conditions voulues, puisqu'il était impossible d'éviter le reflet cornéen, cause des échecs.

Avant d'exposer notre procédé, il ne serait pas inutile de tracer en quelques lignes le chemin que nous avons suivi pour y arriver.

La rétine ne pouvant être éclairée qu'avec l'ophtalmoscope, c'est celui-ci qui a été notre point de départ, et la première idée qui nous est venue, ce fut de munir l'objectif d'un appareil photographique d'un miroir ophtalmoscopique, formant un angle de 45° avec l'axe de l'appareil. Son trou central sera en même temps l'ouverture de l'objectif.

Mais bientôt nous avons dû renoncer à cette idée première, en raison des inconvénients que présentait ce mode d'éclairage.

Et voici pourquoi :

Une portion de la lumière employée pénétrera par l'ouverture de l'objectif et agira la première sur la plaque sensible.

On ne peut pas isoler l'œil observé de la lumière environnante ;

Le reflet de la cornée est difficilement évitable ;

Et l'œil étant très loin de l'appareil, le champ d'observation sera trop petit.

Nous avons essayé un second procédé qui consiste à employer

deux miroirs : l'un plan et l'autre concave. Le miroir concave nous servait pour réunir un faisceau lumineux dans un point, et le miroir plan pour réfléchir ce faisceau dans une direction voulue.

Voici la disposition que nous avons adoptée :

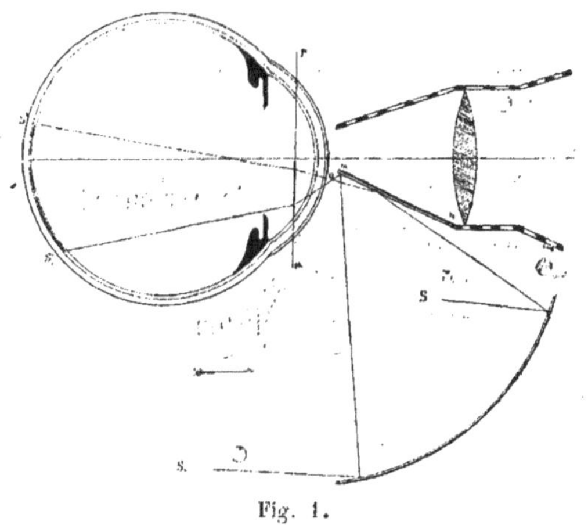

Fig. 1.

On place le miroir plan à côté de l'ouverture d'un appareil photographique, sous un angle de 45° environ (*m n*, fig. 1). Le miroir concave (*c*) est disposé de telle façon que les rayons lumineux, après s'être réfléchis sur ces deux miroirs, se réunissent en un point très près de l'ouverture de l'appareil (*a*).

L'œil, placé contre l'ouverture et près de ce point, reçoit les rayons lumineux qui, étant réunis dans le foyer du miroir concave, ont une direction divergente.

Même avec ce procédé, il nous était possible d'éviter quelques-uns des inconvénients présentés par le premier ; mais le champ d'éclairage, quoique plus grand que dans le premier cas, n'est pas suffisant, et voilà pourquoi nous avons été obligé de chercher un autre mode d'éclairage.

Si on projette l'image d'une source lumineuse sur un objet translucide, cette image, qui sera un point lumineux, jouera le rôle d'un corps éclairant, et comme telle elle émettra des rayons lumineux dans tous les sens.

Si, à présent, un œil est placé sur le trajet de ces rayons et très près de ce point, suivant la dilatation plus ou moins grande de la pupille, l'image formera un cône lumineux, dont le sommet est le point lumineux, et la base, la circonférence de la pupille. Ce cône traversera les milieux de l'œil et ira éclairer la rétine.

Par ce mode d'éclairage nous aurons une très grande portion de la rétine éclairée, nous pourrons éviter tous les inconvénients énumérés plus haut, ainsi que nous le verrons plus loin ; et du moment que la source lumineuse n'est qu'un point, nous pouvons placer ce point-là où nous voulons.

De cette façon, nous avons réduit tout notre système éclairant en un seul point qui, n'ayant comme diamètre que 2 millim. au plus, peut se placer à côté de l'ouverture de l'objectif d'un appareil photographique.

Cet objectif ne sera pas offusqué et il aura une ouverture suffisante pour laisser passer presque tous les rayons venant de la portion de la rétine éclairée.

C'est ce mode d'éclairage qui est la base de notre procédé.

Comment pouvons-nous obtenir le point lumineux ?

On peut l'obtenir de deux façons :

I. Ou bien en projetant l'image d'une source lumineuse sur un objet translucide ;

II. Ou bien, en ayant comme source lumineuse un très petit photophore.

I. — Dans le premier cas, on peut obtenir le point lumineux : 1° avec deux miroirs, l'un plan, l'autre concave ; 2° avec un miroir concave seulement ;

1° La disposition des miroirs sera analogue à celle du procédé que nous avons exposé plus haut. La seule différence en est qu'au point *a* (fig. 1), nous avons l'objet translucide sur lequel [illegible] t pr jetée l'image de la source lumineuse, et par conséquent notre point lumineux.

2° Pour que l'objectif de l'appareil ne soit pas trop compliqué, on peut se contenter d'un seul miroir concave, qui projettera directement sur l'objet translucide l'image de la source lumineuse. Pour cela, il faut que le miroir soit disposé de telle façon que son axe forme avec celui de l'appareil un angle de 45° et que son foyer corresponde à l'objet translucide.

II. Si on peut se procurer un très petit photophore, on l'accolera contre la paroi de l'objectif, et lui seul pourra servir comme source lumineuse. Nous nous sommes adressé à quelques maisons spéciales, mais on nous a répondu que la fabrication d'un appareil de cet ordre n'était pas possible.

Après avoir exposé les différents procédés que nous avons essayé d'appliquer à la photographie de la rétine, il nous reste encore à dire quelques mots de celui que nous avons adopté définitivement.

De tous ces procédés, celui que nous préférons et qui réalise tout à fait notre principe, c'est le suivant (fig. 2) :

Un appareil photographique ordinaire, une lentille convexe et un miroir plan sont les parties essentielles de notre appareil.

Le schéma ci-après fait bien comprendre la disposition de ces parties.

Au point *r* nous avons l'objet translucide sur lequel nous projetons l'image du soleil. Dans ce même point se trouve le foyer de la lentille *L* dont l'axe forme avec celui de l'appareil un angle de 45° environ. Toutes ces parties sont fixes, tandis que le miroir plan *M* dont le centre est sur l'axe de la lentille, est mobile autour de son centre et dans tous les sens.

Grâce à ce schéma, il devient facile de saisir la marche des rayons lumineux, venus du soleil.

Avec le miroir on projette un faisceau lumineux sur la lentille;

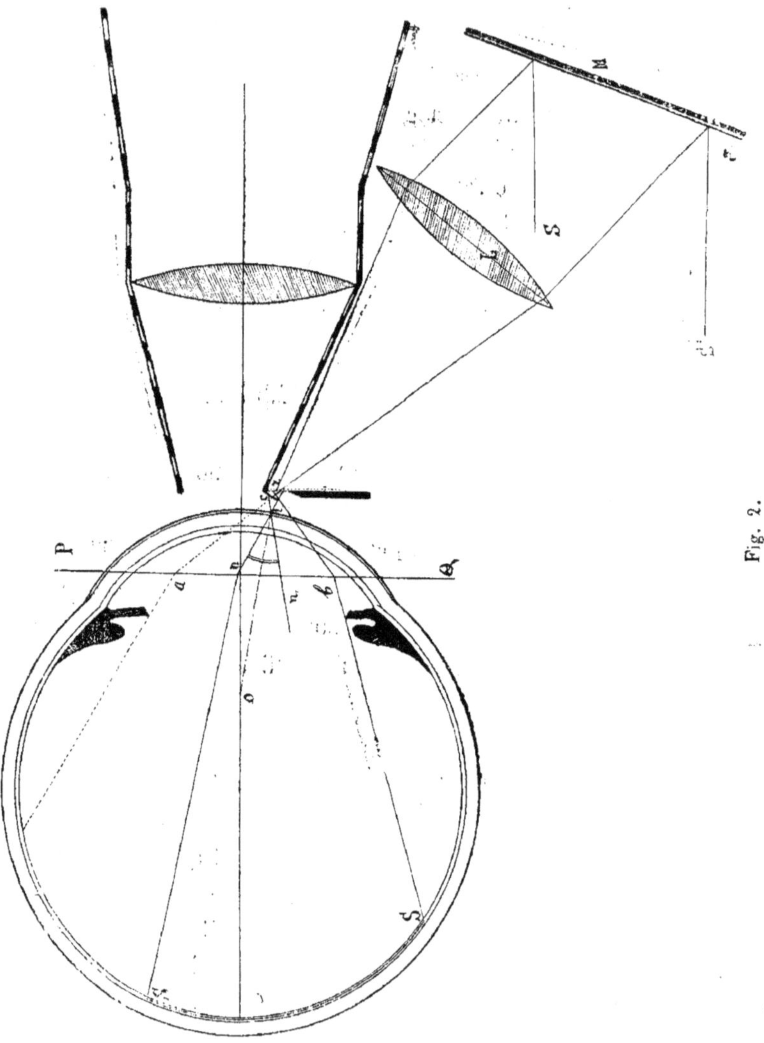

Fig. 2.

celle-ci le réunit à son foyer, qui est sur l'objet translucide, et ainsi notre point lumineux est formé.

Ce point étant obtenu, il ne reste plus qu'à mettre l'œil à photographier à cheval sur le point lumineux et l'ouverture de l'objectif, la pupille étant artificiellement dilatée, elle laissera entrer dans l'œil un grand cône lumineux, qui, après avoir subi une réfraction, traversant les milieux réfringents de l'œil, ira éclairer une très grande portion de la rétine.

Pour prendre les clichés que nous présentons, nous avons employé toujours la lumière solaire.

Nous n'avons pas essayé une autre lumière, mais nous croyons que l'éclair magnésique ou la lumière électrique obtenue par l'arc voltaïque pourront donner les mêmes résultats.

A. — *Champ d'Éclairage.*

Tout d'abord nous ferons remarquer qu'avec les calculs que nous allons entreprendre, nous n'avons pas d'autre but que de démontrer qu'à l'aide de notre procédé, on peut éclairer et photographier une grande portion de la rétine. Nous n'avons pas la prétention de faire nos calculs mathématiquement justes, mais approximativement.

Pour trouver la portion de la rétine éclairée, on n'a qu'à chercher l'endroit où les rayons les plus périphériques, sortant du point lumineux et pouvant entrer dans l'œil, rencontreront la rétine.

Supposons que le point lumineux se trouve en s (fig.3), les rayons les plus périphériques sont sa et sb ; soient c et d les points où ces rayons rencontrent la rétine. Si nous prolongeons les lignes ac et bd jusqu'à leur intersection, nous trouvons l'image s_1 du point s. Cette image sera négative parce que le point s se trouve entre l'œil et son foyer antérieur.

Pour construire la marche des rayons sa et sb dans l'œil, nous les avons prolongés jusqu'à ce qu'ils rencontrent le plan focal antérieur en o et h. Partant de ces points, nous avons mené les lignes oi et hl parrallèles à l'axe optique. Ces deux lignes rencontrent les plans principaux fusionnés, en *i* et *l*, et comme elles sont parrallèles à l'axe de l'œil, elles s'entrecroiseront en *n*. Si nous menons *ac*

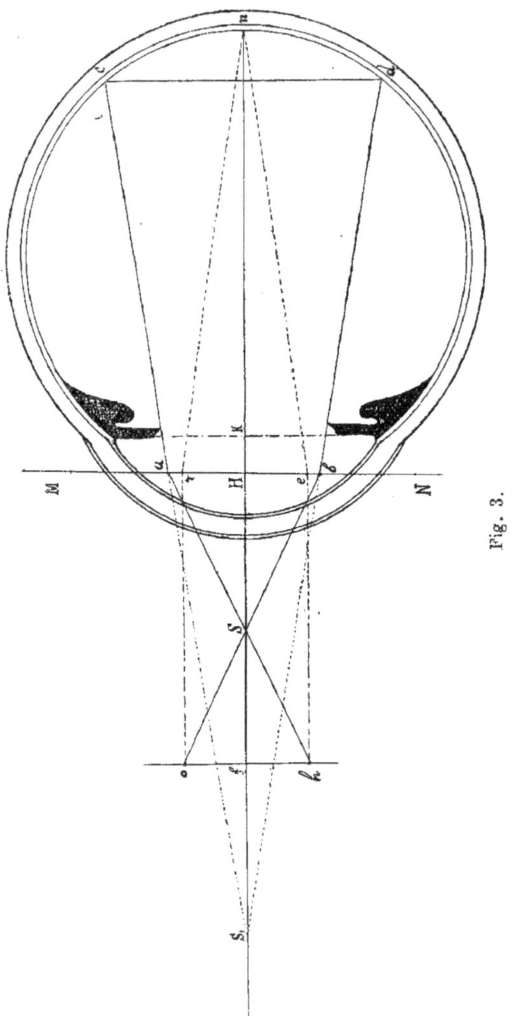

Fig. 3.

parallèle à *ln* et *bd* parallèle à *in*, nous trouverons les points *c* et *d* où les rayons *sa* et *sb* rencontreront la rétine.

Cela fait, il est facile de trouver le champ d'éclairage.

Des triangles cs_1d et as_1b qui sont semblables, il résulte :

$$\frac{cd}{ab} = \frac{s_1n}{s_1k}$$

et
$$cd = \frac{ab \times s_1n}{s_1k}$$

Si nous désignons S_1H par p', Hn par f'.

s_1n sera égal à $p' + f'$

et $s_1k = p' + Hk$

donc : $$cd = \frac{ab.\,k(p'+f')}{p' + Hk} \quad \ldots\ldots\ldots\ldots\ldots (1)$$

Mais, de la formule $\frac{f}{p} - \frac{f'}{p'} = 1$ on tire : $p' = \frac{pf'}{f-p}$

Si nous remplaçons p' par sa valeur dans l'équation (1), nous aurons :

$$cd = \frac{ab\left(\frac{pf'}{f-p} + f'\right)}{\frac{pf'}{f-p} + Hk}$$

$$cd = \frac{ab\,(pf' + ff' - pf')}{pf' + Hk}$$

$$cd = \frac{ab.\,ff'}{pf' + Hk} \quad \ldots\ldots\ldots\ldots\ldots 2$$

Comme le diamètre de la pupille est sensiblement constant et la distance du point lumineux à l'œil aussi, d'après cette formule la valeur de cd, c'est-à-dire le champ d'éclairage dépend seulement de f et f', ce qui veut dire que plus l'œil est myope, plus le champ d'éclairage est petit ; inversement, si l'œil est hypermétrope le champ d'éclairage sera plus grand.

La formule (2) nous donne le champ d'éclairage, et pour le déterminer on n'a qu'à remplacer ab, f, f', p et Hk par leurs valeurs respectives.

La pupille pouvant être dilatée artificiellement d'au moins 8 m. m., ab sera égal à 8 ; la longueur focale antérieure est de 15 m.m. environ ; f' (longueur focale postérieure) est égal à 20 m.m. ; Hk est égal à 2 m.m. et comme p, c'est-à-dire le point lumineux, est à 6 m. m. des plans principaux :

$$cd = \frac{ab.\,f.\,f'}{p.f' + \mathrm{Hk}}$$

$$cd = \frac{8.\ 15.\ 20}{6.\ 20 + 2}$$

donc : $cd = 19$ mm. environ.

Cela prouve qu'à l'aide de ce procédé on peut éclairer presque tout le segment postérieur de la rétine.

Mais nous avons vu plus haut que le champ d'éclairage dépend de l'état dioptrique de l'œil ; dans le cas de myopie il sera plus petit et dans le cas d'hypermétropie plus grand que 19 m.m. Ces différences pouvant être négligées, nous admettons que la portion de la rétine qui peut être éclairée a 19 m.m. de diamètre.

En calculant le champ d'éclairage, nous n'avons pas pris en considération le reflet cornéen. Comme nous le verrons dans un instant, pour éviter ce reflet, il faut rétrécir le cône lumineux par un de ses côtés.

Il en résulte que la portion de la rétine éclairée aura la forme d'une ellipse avec le grand diamètre de 19 m,m. et le petit de 15 m.m. ; et suivant que le point lumineux est dans le méridien horizontal ou vertical de l'œil, le grand diamètre de l'ellipse sera vertical ou horizontal. Ce qui veut dire que, si on ne se contente pas de vouloir photographier d'un seul coup la portion elliptique de la rétine, on peut en deux temps en photographier tout le segment postérieur.

B. — *Le reflet de la cornée.*

Le reflet cornéen, dont se sont plaints tous ceux qui se sont occupés de la question, est très facile à éviter. Pour bien saisir ce point, il faut se reporter à la figure 2, dans laquelle on voit qu'au lieu de laisser entrer dans l'œil tous les rayons que le point lumineux émet, on en intercepte une quantité avec un obstacle (c). Mais là ne se borne pas le rôle de cet obstacle ; outre qu'il empêche certains rayons lumineux de tomber sur la cornée, il s'oppose à l'entrée dans l'appareil de quelques rayons qui ont déjà subi la réflexion sur la cornée.

Si on veut supprimer tout à fait le reflet de la cornée, il faut empêcher tous les rayons qui se trouvent entre *ro* et *ra* (fig 2) c'est-à-dire tous les rayons compris entre le rayon *ra* et le rayon *ro* qui passe par le centre de courbure de la cornée, de tomber sur celle-ci (fig. 2).

Les rayons compris entre *ro* et *rb* donneraient aussi un reflet, mais ils seront rejetés du côté contraire, c'est-à dire en dehors de l'appareil, par conséquent ils ne nous intéressent pas. Ce qui nous intéresse, c'est de savoir si nous pouvons profiter, pour l'éclairage du fond de l'œil et sans qu'ils donnent un reflet, des rayons compris entre *ro* et *ra*.

Eh bien, oui. Tous les rayons se trouvant entre *ro* et *rn* peuvent être utilisés sans qu'ils nous gênent.

Voici comment :

Le rayon *rn* le plus périphérique, qui rase le rebord de l'obstacle tombant sur la cornée, se réfléchira dans la direction *in'*, mais ce rayon réfléchi *in'* ne pourra pas pénétrer dans l'appareil, à cause de l'obstacle convenablement placé. De tout cela, il suit qu'avec l'obstacle nous évitons le reflet cornéen en ayant comme cône lumineux *nrb*, qui éclairera une portion de la rétine d'au moins 15 millim.

Mais il faut remarquer que dans la disposition que nous avons adoptée, le reflet ne peut être évité qu'à la condition que l'œil soit très près du point lumineux ; si on l'éloigne, le reflet apparaîtra, et il sera d'autant plus grand que l'œil sera plus loin de l'objectif.

Pour chaque position de l'œil, on pourra toujours éviter le reflet cornéen ; pour cela, il faut que la largeur de l'obstacle soit proportionnelle à la distance à laquelle se trouve l'œil. Il s'ensuit que l'obstacle sera d'autant plus large que l'œil sera plus loin de l'objectif. Mais l'obstacle ne peut éviter le reflet qu'en supprimant une quantité des rayons lumineux ; par conséquent, si nous éloignons l'œil, nous augmentons la largeur de l'obstacle, et la conséquence en est la diminution de la quantité des rayons qui doivent éclairer la rétine.

C'est pour avoir un obstacle étroit et par conséquent un grand champ d'éclairage que nous approchons l'œil à photographier autant que possible de l'objectif.

CHAPITRE IV

Champ d'observation.

Pour trouver le champ d'observation, prenons un œil (fig. 4) dans lequel P,Q sont les deux plans principaux fusionnés et N les deuxpoints nodaux. *cd* de la même figure nous représente l'objectif de l'appareil.

Supposons que l'œil soit normal et accommodé pour l'infini, soit *rt* la portion de la rétine qui peut être photographiée.

Les rayons *r*N et *t*N en sortant de l'œil ne se réfracteront pas parce qu'ils passent par les points nodaux, et comme l'œil est normal le rayon *an* sera parallèle à *rh* et le rayon *bn* parallèle à *te*.

L'œil étant placé contre l'objectif de l'appareil et ayant admis que la portion *rt* de la rétine peut être photographiée, les rayons *rad* et *tbc* pénètreront dans l'appareil et formeront sur le verre dépoli l'image r_1t_1 de la portion *rt* de la rétine.

Les triangles *anb* et *cnd* sont semblables; il s'ensuit que:

$$\frac{ab}{cd} = \frac{kn}{pn} \ldots\ldots\ldots\ldots \quad (1.)$$

Mais $$kn = kp - pn$$

et $$pn = kp - kn$$

Si dans l'équation (1) nous remplaçons *pn* par *kp* — *kn*, nous aurons :

$$\frac{ab}{cd} = \frac{kn}{kp - nk}$$

d'où :

$$ab.(kp - kn) = cd.\ kn$$

$$ab.\ kp. - ab.\ kn = cd.\ kn$$

$$ab.\ kp = ab\ kn + cd.\ kn$$

$$ab.\ kp = (ab + cd)\ kn$$

$$kn = \frac{ab.\ kp}{ab + cd}.$$

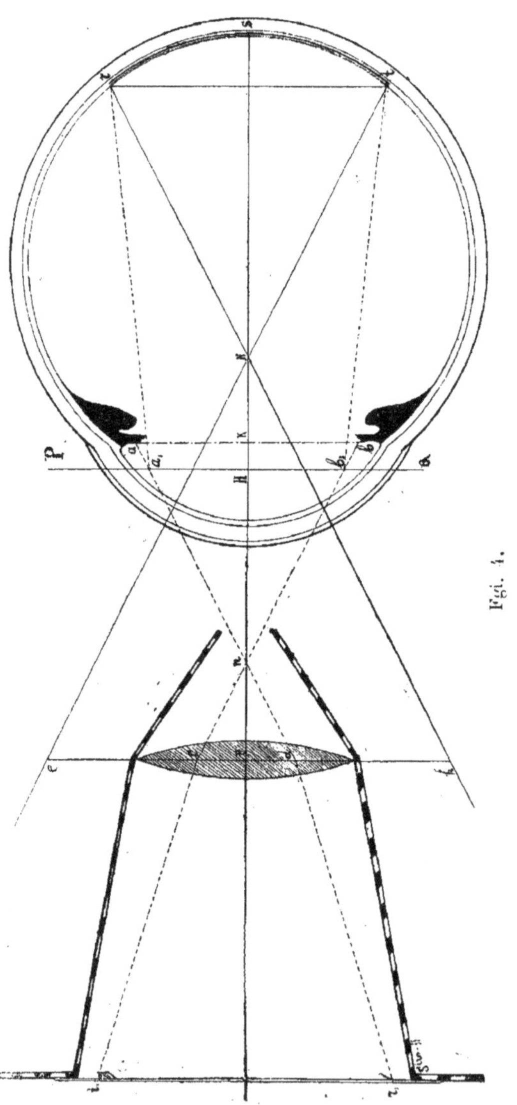

Fig. 1.

Mais des triangles rNt et anb, qui sont également semblables, il résulte que :

$$\frac{rt}{ab} = \frac{sN}{kn}$$

ou
$$rt = \frac{ab.\ sN}{kn}$$

Si nous remplaçons kn par $\frac{ab.\ kp}{ab + cd}$, il vient :

$$rt = \frac{ab.\ sN.\ (ab + cd)}{ab.\ kp.}$$

$$rt = \frac{(ab + cd).\ sN}{kp}.$$

Mais nous pouvons poser :

$$kp = Hp + Hk$$

donc :
$$r\,t = \frac{(ab + cd).\ sN}{Hp + Hk}.$$

Si nous désignons le champ d'observation par x, le diamètre de la pupille ab par d ; le diamètre de la lentille de l'objectif cd par d', la distance sN des points nodaux à la rétine par s, la distance des points principaux fusionnés à l'objectif de l'appareil par n, nous aurons la formule :

$$x = \frac{(d + d').\ s}{n + Hk} \ \ldots\ldots\ldots\ (2)$$

Dans le cas où l'œil est normal, $d = 8$ millim. $s = 15$ millim. $Hk = 2$ millim., et, comme d' est égal à 12 millim., $n = 15$ millim. environ,

$$x = \frac{(8 + 12).\ 15}{15 + 3}$$

Soit :
$$x = 18 \text{ environ.}$$

Par conséquent la portion de la rétine qui peut être photographiée est égale à un cercle dont le diamètre est de 18 millim. environ.

D'après la formule (2) la valeur de x dépend seulement de s, parce que les autres valeurs sont constantes. *s* variera suivant l'état dioptrique de l'œil ; c'est ainsi que si l'œil est myope, *s* sera plus grand, et s'il est hypermétrope — plus petit que dans le cas d'un œil normal.

Il s'ensuit que le champ d'observation en cas d'hypermétropie sera plus petit et en cas de myopie plus grand que 18 millim. Mais, comme pour le champ d'éclairage, nous pouvons négliger ces différences et admettre que le champ photographique de la rétine est de 18 millim.

CHAPITRE V

Théorie de l'appareil.

La rétine étant éclairée, il suffit de placer une plaque photographique dans le *punctum remotum* de l'œil, et toute la portion de la rétine, éclairée, qui peut pénétrer par l'ouverture de l'objectif dans la chambre obscure, sera photographiée. Je dis que la plaque photographique doit être placée au punctum remotum de l'œil observé ; pour qu'un œil voie un objet nettement, il faut que ce dernier soit à son punctum remotum, l'accommodation étant au repos ; en d'autres termes, il faut que l'objet se trouve à l'un des foyers conjugués du système réfringent de l'œil, dont l'autre est la rétine. Puisque l'image de tout objet, située au *punctum remotum* d'un œil, est reproduite sur la rétine de cet œil, inversement, l'image d'un objet quelconque qui se trouve sur la rétine, soit l'image de la rétine elle-même, se formera forcément au *puuctum remotum* de l'œil. Mais nous avons vu que, suivant l'état de réfraction de l'œil, le *punctum remotum* sera en avant ou en arrière de l'œil et à différentes distances de celui-ci.

Il résulte de là que, si nous voulons prendre la rétine sur une plaque sensible, il faut ramener son image au devant de l'œil et à une distance déterminée. Ceci, nous le ferons à l'aide de lentilles qui joueront en même temps le rôle d'objectif de l'appareil.

Supposons que le verre dépoli de l'appareil se trouve placé à 10 centim. de l'œil, quelle sera la force de l'objectif suivant les différents états de réfraction de l'œil ? Pour le savoir, il nous faut examiner successivement quelques yeux.

Si l'œil à photographier est myope de 10 dioptries, son *punc-*

tum remotum sera à 10 centim. devant lui, et, comme l'image de sa rétine tombera juste sur le verre dépoli, on n'aura besoin d'aucun objectif; l'objectif naturel, c'est-à-dire le système réfringent de l'œil pourra à lui seul accumuler les rayons rétiniens sur le verre dépoli.

Si l œil est myope de 5 dioptries, l'image de sa rétine se trouvera à 20 centim. au devant de lui, et, pour qu'elle soit projetée sur le verre dépoli, il nous faudra un objectif de + 5 dioptries, car l'œil étant myope de 5 dioptries, en mettant devant lui une lentille de + 5 dioptries, il devient myope de 10 dioptries, et comme tel, il aura l'image de sa rétine à 10 centim.

Dans le cas d'œil normal, dont le remotum est à l'infini, nous ramènerons l'image de sa rétine, sur le verre dépoli, en employant un objectif de + 10 dioptries parce que les rayons rétiniens sortant de l'œil seront parallèles et, après avoir traversé l'objectif de l'appareil, se réuniront à son foyer.

Si l'œil est hypermétrope de 1 dioptrie, son remotum sera à 100 centim. en arrière.

Supposons, pour trouver l'objectif, que nous devons employer comme tel une lentille de 1 dioptrie; dans ces conditions l'œil deviendra normal, et, pour que l'image de sa rétine corresponde au verre dépoli, il nous faudra avoir en plus une lentille de 10 dioptries. Par conséquent, dans le cas d'œil hypermétrope de 1 dioptrie, l'objectif doit être de 11 dioptries.

En faisant le même raisonnement, nous trouverons que, pour un œil de 5 dioptries par exemple, il faut employer un objectif de 15 dioptries.

De tout ce que nous venons de dire, il résulte que, si l'œil à photographier est normal, faiblement myope ou faiblement hypermétrope, un objectif de 10 dioptries sera suffisant pour réunir à une distance convenable les rayons venant de la rétine : mais il ne le pourra pas si l'œil présente une forte myopie ou hypermétropie. C'est ainsi que, comme nous avons un objectif de 10 dioptries, l'image de la rétine d'un œil qui est myope de 5 dioptries, no mal ou hypermétrope de 5 dioptries, peut être mise au point, parce que le verre dépoli sera dans les limites de ses mouvements.

Mais si l'œil est myope de plus de 10 dioptries, ou hypermétrope de plus de 5 dioptries, la mise au point est impossible parce que le verre dépoli doit être trop rapproché ou trop éloigné de l'objectif.

Pour remédier à cet inconvénient et pour corriger l'astigmatisme que peut présenter l'œil à photographier, l'objectif de l'appareil sera fait de telle manière qu'on pourra lui annexer, soit des lentilles sphériques, soit des lentilles cylindriques, d'une boîte d'essai. De cette façon, les rayons venus de la rétine, avant de traverser l'objectif, seront corrigés.

Une question se pose : quel sera l'agrandissement de la rétine ? Cela dépend de l'état de réfraction de l'œil et de l'objectif dont on fait usage.

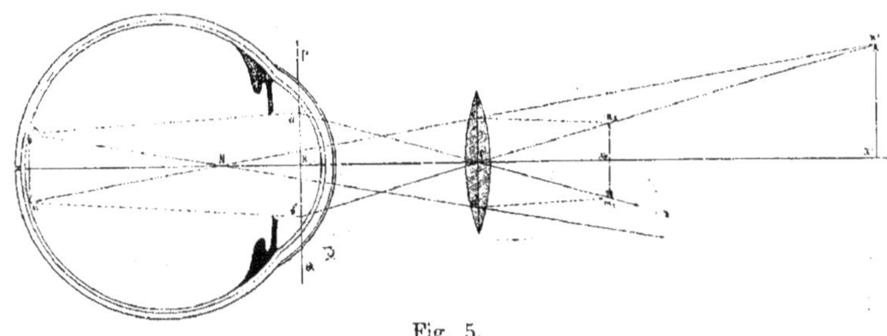

Fig. 5.

Et voici pourquoi :

Prenons, comme dans le cas précédent, un œil (fig. 5) dans lequel PQ sont les plans principaux et N les points nodaux fusionnés.

cd de la même figure est l'objectif.

Supposons que les rayons, partant des points *m* et *n*, après être sortis de l'œil, s'entrecroiseront au centre optique de la lentille *cd*. Supposons aussi que le remotum de l'œil est en x'.

Comme les rayons *af* et *bf* passent par le centre optique de la lentille *cd*, en la traversant, ils ne se réfracteront pas ; il n'en est pas ainsi pour les rayons *nc* et *md* ; ils subiront la réfraction et, rencontrant *af* et *bf* en n_2 et m_2, formeront l'image de la portion de la rétine *mn*.

Pour trouver l'agrandissement $\frac{n_2x_2}{nx}$ prenons les triangles $m\mathrm{N}x$ et $n'\mathrm{N}x'$, qui sont semblables.

Il en résulte que :

$$\frac{n'x'}{nx} = \frac{\mathrm{N}x'}{\mathrm{N}x} \quad \dots\dots\dots\dots\dots\dots \quad (1)$$

Mais les triangles $n'sx'$ et n_2sx_2 sont également semblables et :

$$\frac{n'x'}{n_2x_2} = \frac{sx'}{sx_2} \quad \dots\dots\dots\dots\dots\dots \quad (2)$$

Si nous divisons les équations (1) et (2) membre à membre nous trouvons :

$$\frac{n'x'.\, n_2x_2}{n'x'.\, nx} = \frac{\mathrm{N}x'.\, sx_2}{\mathrm{N}x.\, sx'}$$

$$\frac{n_2x_2}{nx} = \frac{\mathrm{N}x'.\, sx_2}{\mathrm{N}x.\, sx'}$$

Si nous posons : $\frac{n_2x_2}{nx} = \mathrm{G}$, $sx_2 = k$, le *remotum* de l'œil $fx' = r$, $\mathrm{HN} = l$ et $\mathrm{N}x = z$, $\mathrm{N}x' = r + f + l$,

nous aurons : $$\mathrm{G} = \frac{k + (r + f + l)}{z.\, r.}$$

Ou si nous exprimons le *remotum* en dioptries :

$$\mathrm{G} = \frac{k\,(1 + f\mathrm{R} + l\mathrm{R})}{z}$$

Si l'œil est normal, r sera égal à l'infini, $\mathrm{R} = 0$, $l\mathrm{R}$ et $\mathrm{R}f$ seront aussi égaux à 0, et par conséquent :

$$\mathrm{G} = \frac{k\,(1 + 0)}{z}$$

$$\mathrm{G} = \frac{k}{z}$$

Mais comme dans ce cas l'image de la rétine se formera dans le foyer de l'objectif, $k = f_1$ et :

$$G = \frac{f_1}{z} \text{ .... } (3)$$

On voit que pour des yeux qui ont le même état de réfraction l'agrandissement sera proportionnel à la longueur focale de l'objectif, c'est-à-dire que l'agrandissement sera plus grand si le foyer de l'objectif est plus long, et inversement, il sera plus petit si le foyer de l'objectif est plus court.

Mais dans le cas de myopie z est plus long et dans le cas d'hypermétropie plus court, ce qui veut dire que plus l'œil est hypermétrope et le foyer de l'objectif plus long, plus l'agrandissement est considérable ; inversement, il sera plus petit si l'œil est myope ou si le foyer de l'objectif est plus court.

Avec notre appareil, dans le cas d'œil normal, l'agrandissement est égal à 2,8 ; on l'obtient facilement en remplaçant dans l'équation (3) f_1 et z par leurs valeurs respectives.

La distance focale de l'appareil est de 4 1[4 centim. et z est égal à 15 millim. environ.

alors : $G = \frac{f_1}{z}$

$$G = \frac{4,25}{1,5}$$

$$G = 2,8$$

CHAPITRE VI.

Description de l'Appareil.

Dans ce chapitre, nous aurons en vue la description de l'appareil que nous possédons ; mais nous indiquerons en même temps les parties qui doivent lui être annexées, parce que, comme nous l'avons déjà dit, l'appareil que nous présentons n'est fait que pour vérifier le principe de notre procédé.

L'objectif de l'appareil est muni d'un cône métallique, dont l'ouverture antérieure est à peu près elliptique à grand diamètre de 10 millim. et petit diamètre de 7 millim. C'est par elle que l'appareil communique avec l'extérieur.

Ce cône peut tourner autour de l'axe de l'appareil, et ses parois forment un angle de 45° environ avec ce même axe.

A côté de l'ouverture du cône et perpendiculairement au plan de son petit diamètre, est placé un objet translucide qui a comme diamètre 2 millim. seulement. Son plan est parallèle à celui de l'ouverture.

C'est sur cet objet que nous projetons l'image de la source lumineuse.

Comme objet translucide, nous employons du papier blanc ou de la cellulose, réduite à une couche très mince et trempée dans un corps gras ; de l'huile par exemple.

Entre l'ouverture et l'objet translucide nous avons l'obstacle, qui nous évitera le reflet de la cornée. Cet obstacle est une lame de métal, large de 1,5 millim. et longue de 5 millim. Il est placé perpendiculairement au plan de l'ouverture, tangentiellement à son rebord et en avant de l'objet translucide (fig. 2).

La distance entre la lame et l'objet translucide est de 1 ou 2 millim., c'est-à-dire, l'objet translucide est à 1 ou 2 millim. en arrière du rebord de l'ouverture et aussi de l'obstacle.

Toutes ces parties se trouvent au fond d'une sorte de coque, dont la circonférence s'appliquera contre le rebord orbitaire de l'œil que nous voulons photographier. Avec elle nous isolons l'œil de la lumière environnante.

Pour projeter l'image de la source lumineuse sur l'objet translucide, nous employons une lentille convexe de 10 dioptries et un miroir plan, le tout supporté par une tige.

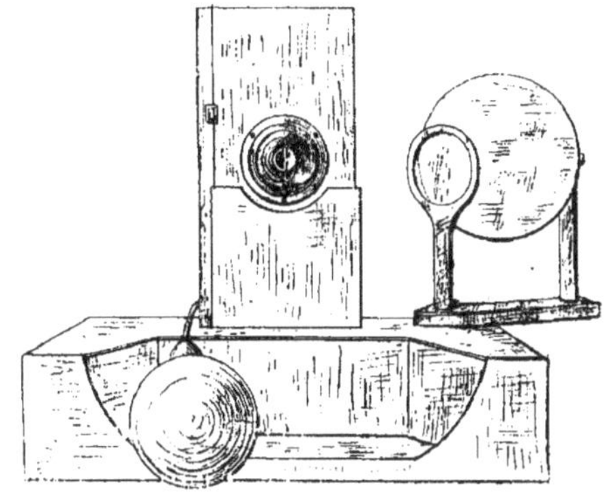

Fig. 6

Le centre de la lentille et celui du miroir sont sur une même ligne droite, qui forme avec l'axe de l'appareil un angle de 45° environ, et qui, prolongée, va à l'objet translucide. Cet objet est dans le foyer de la lentille.

La lentille est fixe, tandis que le miroir peut se mouvoir autour de son centre.

Le reste de l'appareil n'est qu'une chambre obscure ordinaire qui a comme objectif un objectif de microscope 00. L'emploi de cet objectif n'a aucun but spécial. Un tel objectif est loin de remplir le rôle d'un objectif photographique; il n'a aucune des qualités de ce dernier : il n'est ni rapide, ni lumineux ; mais si nous le préférons, c'est parce que nous ne pouvons pas faire autrement.

L'appareil est fixé sur une petite caisse, qui porte aussi la lentille et le miroir.

Telle est la composition de notre appareil; mais, ainsi constitué, il est primitif et pour le mettre en pratique, il faudrait lui faire subir quelques modifications destinées à le rendre à la fois plus commode et plus facile à manipuler.

Tout d'abord l'appareil est difficilement fixable ; la mise au point présente certaines difficultés ; et la tête du sujet n'étant pas soutenue, peut bouger.

Voilà pourquoi nous comptons lui annexer encore quelques parties.

Voici ces parties :

L'appareil sera mis sur un support, ce qui permettra de l'élever ou de le baisser à volonté.

Pour qu'on puisse faire la mise au point, sans avoir recours à l'œil du sujet, le verre dépoli se déplacera sur une règle divisée en millimètres à partir des lentilles de l'objectif. Ce dispositif nous permettra de connaître la distance entre l'objectif et le verre dépoli, pour les différentes positions de celui-ci.

Comme nous le verrons dans un instant, pour faire la mise au point, il suffit de connaître le *remotum* de l'œil et la distance focale de l'objectif ; mais cette distance sera en chiffres, et c'est pour cela que la règle mentionnée ci-dessus est indispensable.

A l'aide du *remotum* et du foyer de l'objectif on trouvera la distance à laquelle il faudra placer le verre dépoli, et il sera alors très facile de le placer à la distance correspondante, indiquée par les divisions de la règle.

Enfin pour que la tête du sujet soit immobile, notre appareil sera muni d'un support-tête, comme celui de l'ophtalmomètre.

CHAPITRE VII

Mode d'emploi.

Pour qu'un œil puisse être photographié, il est indispensable que ses milieux réfringents soient transparents et la pupille dilatable.

Cela posé, voici le procédé technique :

Avant tout, on fait la mise au point, ce qui est très facile si l'œil, qu'on veut photographier, voit nettement. Dans ce cas, on atropinise l'œil et on invite le sujet à regarder dans l'appareil, c'est-à-dire que l'œil sera disposé comme si on voulait le photographier. Sur le verre dépoli, nous plaçons des lettres et nous éloignons ou rapprochons ce verre jusqu'à ce que le sujet voie le plus nettement possible les caractères qui se trouvent sur le verre dépoli.

Ces manœuvres sont semblables à celles qu'on emploie pour trouver l'état de réfraction d'un œil avec l'optomètre. Au moment où l'œil voit bien les lettres, la rétine et le verre dépoli sont des foyers conjugués du système dioptrique oculaire, et d'après la théorie de l'appareil, l'image de la rétine se trouvera sur le verre dépoli ; par conséquent la mise au point est faite.

Mais si l'œil ne voit pas, on fait la mise au point d'après la formule :

$p' = \frac{r \cdot f}{r + f}$, où p' est la distance de l'objectif au verre dépoli, r le punctum remotum de l'œil, et f la longueur focale de l'objectif.

Pour trouver cette formule, on n'a qu'à se reporter à la fig. 5.

dans laquelle $n'x'$ et n_2x_2 sont les deux foyers conjugués de l'objectif.

Désignons : sx' par p
sx_2 par p'.

D'après la formule :

$$-\frac{1}{p}+\frac{1}{p'}=\frac{1}{f}$$

$$p'=\frac{pf}{p+f} \ldots\ldots\ldots\ldots (1)$$

Mais l'objectif de l'appareil se trouve à 15 millim. environ de l'œil ; il en résulte que le centre optique de la lentille se trouve au foyer principal antérieur de l'œil, et $p=r$. Si nous remplaçons dans l'équation (1) p par r, nous aurons :

$$p'=\frac{rf}{r+f}$$

ou en dioptries :

$$p'=\frac{fR}{R\,(1+fR)}$$

$$p'=\frac{f}{1+fR.} \ldots\ldots\ldots\ldots (2)$$

Dans le cas d'œil normal, $R=0$, fR sera aussi égal à zéro, et :

$$p'=\frac{f}{1}$$

$$p'=f$$

c'est-à-dire que si l'œil est normal le verre dépoli se trouvera au foyer de l'objectif de l'appareil.

Dans l'équation (2) f étant connu, pour calculer p' il suffit de connaître le *punctum remotum* de l'œil, qui peut être facilement trouvé à l'aide de différents procédés dont on dispose.

Enfin, si on ne veut pas avoir recours à la formule, on fera la mise au point comme d'ordinaire : on éclairera la rétine et on cherchera à mettre le verre dépoli à l'endroit où l'image de la rétine est la plus nette.

La mise au point faite, on charge l'appareil ; on le place en face de la source lumineuse dont on projette l'image sur l'objet translucide. Mais, comme il sera fatigant pour le sujet de recevoir inutilement, pendant son installation, les rayons lumineux, avec un écran quelconque on empêchera, jusqu'à ce que tout soit prêt, les rayons qui viennent de la source lumineuse, de tomber sur le miroir.

Le sujet dont on photographiera la rétine s'asséira devant l'appareil et approchera son œil, dont la pupille sera dilatée au maximum. Le menton du sujet sera appuyé sur la table où l'appareil est posé. Le centre de la pupille correspondra juste au centre de l'ouverture de l'objectif, et l'œil y sera approché autant que possible, même au point de le toucher. Le sujet regardera des deux yeux en face de lui ou très peu du côté de l'œil libre.

Ceci fait, on n'a qu'à photographier.

Du moment que l'œil est bien isolé de la lumière environnante et que nous avons interposé un écran entre le miroir et la source lumineuse, nous n'avons pas à craindre l'entrée dans l'appareil de rayons lumineux, pouvant impressiouner la plaque sensible.

On ouvre le diaphragme de l'appareil, et alors seulement on recommande au sujet de regarder fixement un point déterminé. Il ne reste plus qu'à enlever l'écran, c'est-à-dire à laisser tomber la lumière sur le miroir, attendre deux secondes et fermer le diaphragme : la rétine est photographiée.

Mais il faut remarquer qu'au cas où on emploie la lumière solaire, il faut que l'installation du sujet se fasse le plus rapidement possible. On comprend, en effet, facilement que, si cette opération dure trop longtemps, au moment où on voudra prendre la photographie, l'image du soleil ne sera plus sur l'objet translucide.

Pour être complet, il nous reste à dire que, comme collyre pour la dilatation de la pupille, nous employons la solution suivante :

Sulfate de duboisine	0.05 gr.
Chlorhydrate de cocaïne	0,20
Eau	10

La cocaïne est employée comme anesthésique et non pas comme mydriatique, pour abolir le réflexe cornéen. Nous préférons le sulfate de duboisine au sulfate d'atropine, parce qu'avec lui la durée de la dilatation pupillaire est moindre. Nous nous sommes toujours servi de plaques photographiques ordinaires.

Après avoir exposé notre procédé et la construction de l'appareil, nous croyons utile de faire une comparaison entre notre procédé et ceux qui ont été employés jusqu'à présent.

De tous les procédés, énumérés dans l'historique, le seul qui présente un certain intérêt, c'est celui de M. Guilloz.

Il y a bien deux procédés de Guilloz, mais nous ne connaissons du second que le mode d'éclairage, par conséquent nous ne nous y arrêterons pas.

Lorsque M. Guilloz aura exécuté son appareil, ou qu'il en aura communiqué la composition et les résultats obtenus, nous discuterons sa valeur. Pour le moment, nous nous bornerons à comparer son procédé de 1893 avec le nôtre.

D'ailleurs, l'auteur lui-même, dans sa communication à la Société de Biologie, ne parle pas en faveur de son second procédé. Il ne le préfère pas au premier, quoique avec lui il évite le reflet de la cornée.

Pour faire la comparaison, il faut examiner les deux procédés ; mais ils sont longuement exposés dans les chapitres précédents ; voilà pourquoi il ne nous paraît pas utile d'insister.

Nous ne nous arrêterons pas longtemps sur les modes d'éclairage. Tout ce que nous pouvons dire, c'est que la lumière que M. Guilloz emploie nous paraît un peu forte. Quoique l'auteur prétende que le sujet soumis à la photographie puisse continuer à lire tout de suite après l'opération, nous en doutons fort, parce-que, même avec la très douce lumière que nous employons, il faut quelques secondes pour que l'œil reprenne son état normal.

La disposition de l'éclairage de M. Guilloz est fort ingénieuse, mais compliquée. Nous en dirons autant pour son appareil. Il est compliqué et cela le rend plus coûteux.

Il ne s'agit pas seulement d'inventer un appareil, il faut encore le rendre accessible à tout le monde, et surtout pour un appareil de ce genre.

Ce but, nous l'avons poursuivi et nous croyons l'avoir atteint.

Tous ceux qui disposent d'un appareil photographique ordinaire, peuvent photographier la rétine ; il leur suffit de se procurer un miroir plan, une lentille convexe et de munir l'objectif de l'appareil d'un cône qui portera l'objet translucide et à l'aide duquel on évitera le reflet cornéen. Ce cône peut être fait en carton, et sa construction ne demande pas une grande habileté.

Quant au champ d'éclairage, au champ d'observation et aux résultats, nous ne pouvons mieux parler que les faits eux-mêmes. Si on a jamais vu les photographies obtenues par le procédé de M. Guilloz et si on jette un coup d'œil sur notre planche, on trouvera une différence considérable.

Les épreuves de M. Guilloz représentent une très petite partie de la rétine qui en plus est masquée par les reflets de la lentille et par celui de la cornée.

Ces reflets, outre qu'ils masquent les épreuves, peuvent simuler une lésion du fond de l'œil, inconvénient dont l'auteur lui-même reconnaît toute l'importance.

Il n'y a rien de semblable sur nos épreuves : aucun reflet, et en même temps l'image représente une grande portion de la rétine. La papille, la *macula* et de nombreux vaisseaux sont nettement reproduits sur nos photographies, tandis que, sur celles de Guilloz, on ne voit que la papille et à peine quelques vaisseaux.

Mais ce que nous venons de dire s'adresse aux épreuves de M. Guilloz qui représentent des yeux physiologiques ; quant à celles qui représentent des yeux pathologiques, nous avouons ne rien y comprendre.

RÉSULTATS

Nous représentons sur la planche ci-jointe quatre épreuves d'yeux physiologiques, dont le N° 1 a été obtenu au moyen d'un objectif de 18 dioptries ; le N° 2 avec un objectif de 20 dioptries et les N°s 3 et 4 avec un objectif de 22,5 dioptries.

On se rend bien compte de la netteté des images ; il est superflu de faire observer que la papille et un grand nombre de vaisseaux sont bien représentés : on voit aussi que nous avons évité tous les reflets dont se sont plaints constamment tous ceux qui se sont occupés de la photographie de la rétine.

Jamais nous n'aurions entrepris des recherches sur la photographie de la rétine, si nous n'avions pas eu en vue d'aider la clinique.

D'ailleurs, nous ne pouvons pas comprendre le but d'une invention, si celle-ci n'a aucune utilité ; pourquoi chercher des appareils pour photographier la rétine, si ce n'est pour donner à la clinique un moyen beaucoup plus puissant que ceux dont on dispose déjà.

Photographier la rétine, c'est pouvoir mieux se rendre compte des particularités qu'elle présente.

Nous parlons de la clinique, et sur notre planche on ne voit aucune épreuve d'œil pathologique. On pourrait dire que nous n'avons pas atteint notre but.

Mais si nous ne présentons pas d'épreuves d'yeux pathologiques, cela ne veut pas dire que notre but ne soit pas atteint ;

cela tient à ce que nous n'avons pas eu la bonne fortune d'avoir pour le moment, à notre disposition, des malades.

Il est évident que la meilleure preuve que nos recherches nous ont amené à la solution complète de la question, serait d'avoir photographié des yeux pathologiques ; mais, malgré nous, ne pouvant pas donner ces preuves palpables, la physique nous en donne d'autres qui ne sont pas d'une importance moindre.

La photographie de la rétine n'est aucunement différente de la photographie ordinaire, elle n'est qu'une question de physique.

D'après ce principe, nous aurions pu photographier tout œil pathologique, comme nous l'avons fait pour l'œil physiologique, pourvu que l'œil malade ne viole aucune des lois physiques qui concernent la photographie,

Des chapitres précédents il résulte que, dans la photographie de la rétine, nous avons deux points : 1° Un système dioptrique, constitué par les milieux réfringents de l'œil et l'objectif de l'appareil, et 2° Un objet à photographier.

La rétine dans ce cas ne joue qu'un rôle tout à fait passif, elle n'est que l'objet à photographier, et par conséquent pour prendre son image, il est indifférent qu'elle soit rouge ou blanche, qu'elle soit sensible à la lumière ou non, qu'elle soit atrophiée ou qu'elle présente des lésions quelconques, parce que ces faits ne font que changer l'aspect de l'objet seulement.

Il en est tout autrement du système dioptrique oculaire.

Les milieux réfringents de l'œil et l'objectif de l'appareil constituent un système centré, et ce sont eux qui jouent le rôle actif dans la photographie de la rétine ; leur ensemble représente l'objectif de l'appareil, qui, pour bien fonctionner, doit avoir toutes les qualités d'un objectif photographique ; il faut tout d'abord qu'il soit transparent.

Si l'un des dioptres, énumérés plus haut, fait un obstacle à la marche des rayons lumineux, il est évident que la photographie est impossible ; c'est ainsi que, si la cornée, l'humeur aqueuse, le cristallin ou le corps vitré sont altérés, la photographie de la rétine est impossible non seulement avec notre appareil, mais encore avec tout autre appareil photographique.

Il nous semble que cela suffit à prouver que notre procédé est applicable à la photographie de tout œil dont les milieux réfringents ne s'opposent pas à la marche des rayons lumineux. Ce qui se rapporte à la rétine ne nous intéresse pas — c'est l'affaire de la photographie elle-même.

CONCLUSION

Tout œil, soit physiologique, soit pathologique, peut être photographié avec notre appareil, pourvu que ses milieux réfringents soient transparents, sa pupille dilatable et l'emploi des mydriatiques indiqué.

www.ingramcontent.com/pod-product-compliance
Lightning Source LLC
LaVergne TN
LVHW011956160826
845678LV00002B/566

* 9 7 8 2 3 2 9 6 8 7 4 6 9 *